L'équation hospitalière

De Robert BOULIN à Marisol TOURAINE

Amine UMLIL

Du même auteur

Le Spectre de l'Isotèle. Éditions Les 2 Encres, mai 2013

Médicament : recadrage. Sans ton pharmacien, t'es mort ! Éditions Les 2 Encres, septembre 2013

L'esprit du football : principes fondamentaux. Éditions BoD, février 2016

Ce que devient le médicament dans le corps humain. Conséquences en matière de soins. Collection « Connaître le médicament », Tome 1. Éditions BoD, juin 2016

L'équation hospitalière

De Robert BOULIN à Marisol TOURAINE

© 2016, Amine UMLIL
Éditeur :
BoD – Books on Demand,
12/14 rond-point des Champs Élysées
75008 Paris, France
Impression :
BoD – Books on Demand, Norderstedt, Allemagne

ISBN : 9782322115143
Dépôt légal : octobre 2016

À l'aube de l'an 2017, l'Olympe semble être toujours en quête de l'identité du service public hospitalier français.

Le 1ᵉʳ juillet 2016 est une date à retenir. Elle est celle de plusieurs mariages forcés conclus par tous les établissements publics de santé français. Désormais, en principe, ces derniers sont regroupés au sein de groupements hospitaliers de territoire (GHT). Chacun de ces mariages unit plusieurs partenaires autour d'un « établissement support ». Ce dernier est comme la reine des abeilles. C'est une sorte de « mariage pour tous » voire plutôt une polygamie hospitalière territoriale. Ces unions sont rendues possibles par un décret du 27 avril 2016[1] faisant suite à la publication de la loi du 26 janvier 2016 de modernisation de notre système de santé, dite loi « Touraine »[2]. Ces groupements ont l'ambition de renforcer la coopération entre les hôpitaux publics d'un même territoire. Cette coopération obligatoire est censée faciliter l'accès aux soins de la population.

Voilà donc une nouvelle loi qui soulève quelques interrogations. Le nombre de ses articles est conséquent. Parmi eux, certains autorisent le gouvernement à prendre, par ordonnances, des mesures dans les conditions prévues à l'article 38 de la constitution.

Les modalités d'adoption de cette loi méritent d'être rappelées. Cette loi est examinée selon la procédure accélérée. Les députés et les sénateurs sont divisés. La commission mixte paritaire a donc échoué. Au parlement, seule l'assemblée nationale a voté cette loi. Le sénat, lui, a rejeté le texte.

Seules certaines dispositions ont fait l'objet d'une médiatisation significative. Il s'agit notamment du tiers payant généralisé, du paquet neutre de cigarettes et des « salles de shoot ». Le reste est passé sous silence.

Le service public hospitalier se trouve donc face à une nouvelle réforme sanitaire. L'arrivée de celle-ci signe, presque mécaniquement, un constat d'échec des dispositifs antérieurs.

La loi « Touraine » a le mérite d'affirmer, de manière expresse, l'existence du service public hospitalier ainsi que ses principes : « le service public hospitalier exerce l'ensemble des missions dévolues aux établissements de santé (…) ainsi que l'aide médicale urgente, dans le respect des principes d'égalité d'accès et de prise en charge, de continuité, d'adaptation et de neutralité et conformément aux obligations définies (…). »[3]

Mais, si le service public hospitalier est ressuscité, il semble doté d'une nouvelle identité. Il est dépossédé de la quasi-totalité de ses missions propres. Il est presque tout nu. Il est maintenant dessiné par des obligations précisément énumérées à l'article L.6112-2 du code de la santé publique. Cela n'est pas surprenant. Une telle conception s'aligne sur la jurisprudence administrative qui, irriguée par le droit européen, fait de l'obligation le nœud central du service public. Seules deux missions sont désormais spécifiquement réservées au service public hospitalier : l'aide médicale urgente[4] et l'activité de psychiatrie sectorisée[5]. Les autres missions, elles, sont ouvertes à tous les établissements de santé[6].

L'actuelle majorité a souhaité rassurer les professionnels de santé libéraux. Ces derniers craignaient une importante emprise de l'État et des agences régionales de santé sur les soins ambulatoires et sur la médecine de ville.

Le service public hospitalier est rétabli mais en tant que « service universel ». Cette notion de service universel est issue du droit de l'union européenne. Ce service doit être assuré sur tout le territoire selon une exigence de qualité prédéfinie et à un prix abordable pour tous. Il respecte, selon la commission européenne, les principes d'égalité, de continuité et d'adaptation. L'accessibilité du service doit être temporelle, territoriale et tarifaire.

L'actuel parfum du nouveau service public hospitalier diffère de celui distillé, dans les années 1970, par Robert Boulin[7]. Et, la rupture avec la loi de 2009 dite loi « Bachelot »[8], ou loi « HPST » (hôpital, patients, santé et territoires), ne serait qu'apparente.

Il faut remonter au début du XXe siècle pour pouvoir saisir l'évolution du sens du service public hospitalier. L'hôpital se voit d'abord reconnaître la qualité d'« établissement public » par une circulaire du 31 mars 1926 et par une loi du 21 décembre 1941 relative à la réorganisation des hôpitaux et des hospices civils. Mais, à ce stade, il n'est point encore question d'attribuer à l'hôpital un véritable label de service public. À cette époque, l'activité hospitalière n'aurait pas suffisamment caractérisé le critère fonctionnel de l'intérêt général. Seule la satisfaction de ce critère permettait de justifier l'existence du service public. Or, cette notion d'intérêt général se laisse difficilement saisir. Elle est d'ordre politique. Elle peut être perçue sous un angle de vue utilitariste ou transcendantal. Elle est contingente et évolutive. Elle n'est définie ni par un texte ni par la jurisprudence. Toutefois, il arrive que la constitution, la loi ou la jurisprudence qualifient certaines activités de service public en se fondant sur leur caractère d'intérêt général. Il ressort qu'une activité est d'intérêt général lorsqu'elle poursuit, de façon prioritaire et durable, un but désintéressé répondant aux besoins collectifs et généraux de la population ; ces besoins ne pouvant être satisfaits par les seules initiatives privées existantes.

En ce début du XXe siècle, il était admis, par exemple, que les représentations théâtrales, et les spectacles en général, à l'exception du théâtre aux armées et la comédie française, ne pouvaient se confondre avec des activités de service public. Cela est illustré par la position radicale de Maurice Hauriou suite à un arrêt rendu le 7 avril 1916 par le conseil d'état[9] : « Alors, ce ne serait peut-être pas le moment d'ériger en services publics les entreprises de spectacle et de théâtre, qui ne présentent aucune nécessité, même financière, dont l'inconvénient même est d'exalter l'imagination, d'habituer les esprits à une vie factice et fictive, au grand détriment de la vie sérieuse, et d'exciter les passions de l'amour, lesquelles sont aussi dangereuses que celles du jeu et de l'intempérance. »

Ce n'est donc pas un hasard de constater que dans les années 1930, un ensemble de principes commandant le fonctionnement des services publics se trouve dégagé et systématisé par Louis Rolland. Ces « lois » du service public sont celles de mutabilité ou d'adaptabilité, de continuité et d'égalité.

En 1935, le juge administratif qualifie les activités d'assistance et de soins, qui étaient assumées par l'hôpital public, d'activités de service public[10]. Il sera suivi par la cour de cassation. Dans un premier temps, seule l'activité d'assistance hospitalière est reconnue, par la cour de cassation, comme étant un service public[11]. Deux mois plus tard, le tribunal des conflits reconnaît la qualité de service public à l'ensemble des activités de l'hôpital[12]. Trois ans après, la cour de cassation adopte la solution dégagée par le tribunal des conflits[13].

Parallèlement, ce juge administratif va, progressivement, admettre aux théâtres nationaux ou municipaux la qualité de service public en raison d'une dimension d'intérêt général culturel et éducatif[14]. Cette position s'étend à d'autres domaines : le cinéma[15], la culture de manière générale[16], l'organisation des compétitions sportives[17], les feux d'artifices[18]. L'extension s'arrête à la porte des activités de loterie de la française des jeux dans laquelle prédominent des intérêts de rentabilité financière[19]. Ce revirement jurisprudentiel n'est pas sans lien avec le contexte socioéconomique constaté durant la crise des années 1920-1930 et avec l'influence de l'État-providence.

Cette reconnaissance prétorienne du service public hospitalier est suivie par une naissance législative dans les années 1970. C'est finalement la loi du 31 décembre 1970, dite loi « Boulin »[7], qui vient véritablement consacrer ce service public hospitalier. Ce dernier devient le cœur du dispositif de soins. Sa conception est à la fois organique (statut juridique des acteurs publics ou privés) et matérielle (ensemble des missions). Elle regroupe les hôpitaux publics, y compris des armées, dans une même catégorie que sont les « établissements d'hospitalisation publics ». Elle institue également une carte sanitaire censée servir d'instrument de planification. Dans ce cadre, la place du service public hospitalier est matérialisée par ses missions propres : le soin, l'enseignement, la recherche, la prévention et l'éducation sanitaires. L'hôpital public est situé au centre du dispositif. Les établissements privés, eux, gravitent à la périphérie. Sur la base du volontariat, ces établissements privés peuvent contribuer au service public hospitalier en empruntant l'une des trois voies possibles : la participation pour les établissements privés à but non lucratif, le contrat de concession ou l'accord d'association pour les établissements privés à but lucratif. L'exercice de ce service public hospitalier entraîne nécessairement le respect des principes d'égalité dans l'accès et le traitement ainsi que la continuité de l'accueil. Le troisième principe, d'adaptabilité, repose lui sur la planification sanitaire et sur les nouvelles structures de coopération proposées aux seuls établissements participant au service public hospitalier. Il s'agit des groupements et des syndicats inter-hospitaliers. En retour, les établissements à but non lucratif bénéficient du même régime budgétaire que les établissements publics. Les établissements privés à but lucratif se voient dotés d'un secteur exempt de toute concurrence. Il ne faut pas oublier que ce modèle s'inspire de celui des concessions d'autoroutes.

En 1983, la prise de conscience du déficit de la sécurité sociale conduit les pouvoirs publics à engager des mesures de réduction des dépenses de santé. L'une de ces dispositions cible le mode de financement de l'hôpital public. La dotation globale est instaurée. Elle se substitue au budget calculé sur la base du prix de la journée[20].

Puis, un changement sémantique vient amorcer le déclin du service public hospitalier. Une approche fonctionnelle ou finaliste fait son apparition dans un contexte de crise générale de l'État. La logique du service public hospitalier, issue du législateur de 1970, voit sa pérennité menacée par celle du « système ». La chute s'initie avec la loi de 1991[21] et se poursuit avec les trois ordonnances de 1996 dites ordonnances « Juppé »[22].

En 1991, un virage linguistique s'opère. La notion d'« établissement de santé » voit le jour. Elle inclut les hôpitaux publics et les cliniques privées. À cette entité nouvelle qu'est l'établissement de santé, le législateur attribue des missions excluant toute référence au service public hospitalier. Aussi, des missions communes se voient-elles confiées aussi bien aux hôpitaux publics qu'aux cliniques privées : diagnostic, surveillance et traitement des malades, des blessés et des femmes enceintes, participation à des actions de santé publique. Par ailleurs, il consacre une unification des mécanismes de régulation relatifs notamment à la planification et aux autorisations. Le décloisonnement des secteurs public et privé d'hospitalisation est en marche. Selon cette loi, les établissements publics de santé « sont des personnes morales de droit public dotées de l'autonomie administrative et financière. Leur objet principal n'est ni industriel, ni commercial. » Mais, le service public hospitalier n'est pas vidé de toute sa substance. Il garde la main sur des missions spécifiques qu'il ne partage pas avec le secteur privé : l'enseignement universitaire et postuniversitaire, la recherche, la formation continue, la médecine préventive et d'éducation pour la santé, l'aide médicale urgente. La coopération, elle, peut se faire par une nouvelle structure : la conférence sanitaire de secteur qui rassemble les établissements de santé d'un même secteur.

En 1996, les ordonnances « Juppé » impriment au dispositif une coloration économique. Les dépenses hospitalières sont mises à l'index. Leur limitation s'impose dans le plan de sauvegarde du système de protection sociale. Par ailleurs, de nouvelles formes de coopération font leur apparition : les communautés d'établissements de santé qui restent réservées au service public hospitalier ; les groupements de coopération sanitaires qui incitent les secteurs public et privé à coopérer.

Le mouvement des réformes sanitaires ne s'arrête pas là.

En s'intéressant aux soins des personnes détenues dans un établissement pénitentiaire ou retenues dans un centre de rétention administrative et en s'engageant dans la lutte contre l'exclusion sociale, les missions du service public hospitalier se dispersent davantage suite à trois autres lois de 1994, 1998 et 2002[23].

Cette dilution se poursuit dans un nouveau concept global : le « système de santé ». Ce dernier est introduit par la loi du 4 mars 2002 relative aux droits des malades et à la qualité du système de santé[24]. Celle-ci vise une prise en compte globale des problèmes de santé. Ce concept de « système de santé » est défini comme étant « l'ensemble constitué des professionnels de santé, des établissements et des réseaux de santé, des organismes d'assurance maladie, des autres organismes participant à la prévention et aux soins, des autorités sanitaires et des usagers. »[25]

L'année suivante, l'ordonnance du 4 septembre 2003[26] signe la fin de la coopération spécifique au service public hospitalier. C'est la fin des syndicats inter-hospitaliers et des communautés d'établissements de santé.

En 2004, la tarification à l'activité est instaurée. Ce nouveau mode de financement s'applique aux activités de court séjour en médecine, chirurgie et obstétrique. Le financement des missions d'intérêt général et d'aide à la contractualisation relève, quant à lui, d'une dotation globale. Celle-ci participe notamment au financement des engagements relatifs aux missions de service public (enseignement, recherche, actions de prévention, permanence des soins). Cette nouvelle formule appelle une définition des missions de service public. Ce qui va être l'œuvre de la loi de 2009, dite loi « Bachelot »[8] ou loi « HPST ».

Cette loi « Bachelot » transfert le service public hospitalier vers des « missions à la carte ». Elle semble habiller le service public hospitalier d'un certain hermaphrodisme. De façon brutale, elle injecte une indifférenciation qui vient percuter les deux secteurs, public et privé, d'hospitalisation. Elle sonne le glas du service public hospitalier en choisissant plutôt une conception matérielle. En clair, le service public hospitalier est effacé des ardoises. Il est remplacé par une liste de quatorze missions de service public. Sur la base du volontariat, tout établissement de santé peut piocher dans ce panier les missions qu'il souhaite exercer. Or, le secteur public n'a pas le choix de ses missions de service public. C'est, pour le moins, un paradoxe. En pratique, c'est le directeur général de l'agence régionale de santé qui désigne les établissements de santé pouvant bénéficier du droit de priorité pour assurer une ou plusieurs missions de service public[27]. Ce directeur général a même un pouvoir contraignant et peut actionner un dispositif exceptionnel en cas d'impérieuse nécessité. Cette loi fait du schéma régional d'organisation des soins l'outil de régulation des missions de service public. Cet instrument peut déclencher une procédure d'appel à candidatures dont le régime échappe au code des marchés publics. L'essence même du service public hospitalier se dissipe ainsi dans l'argument d'une meilleure couverture territoriale des besoins de la population. Ce sont au final des missions de service public ignorant le service public hospitalier. L'activité de soin, la moelle du service public hospitalier, devient une mission commune à tous les établissements de santé. Elle ne figure pas dans la carte des quatorze missions de service public. De façon radicale, le lien entre le service public hospitalier et l'activité de soin est rompu. Le secteur privé n'occupe plus la périphérie du dispositif et devient un concurrent de l'hôpital public. Toutefois, la loi « Bachelot » conserve à l'hôpital public la gestion d'un service public et lui impose les obligations qui en découlent en termes de continuité, d'égalité et de tarifs opposables n'autorisant pas les dépassements. Par ailleurs, un lot de consolation est attribué à l'hôpital public dans un autre panier regroupant une centaine de missions d'intérêt général financées hors tarification à l'activité. Cette loi a mis un terme aux formules de la participation, de la concession et de l'association. Le contrat pluriannuel d'objectifs et de moyens formalise les modalités d'exécution de ces missions de service public. Celles-ci se rapprochent du régime d'attribution des autorisations sanitaires. Elles sont devenues unilatérales et non plus contractuelles. En cas de manquement aux obligations fixées dans ce « contrat » pluriannuel, l'agence régionale de santé peut soit résilier le contrat, soit infliger des pénalités financières. On voit bien que ces sanctions sont de nature contractuelle alors qu'elles s'appliquent à des obligations non contractuelles auxquelles sont soumis les établissements publics de santé. Des sanctions qui restent difficilement applicables en pratique. *In fine*, cette loi n'est que l'expression de l'exigence d'accessibilité géographique et tarifaire voulue par le concept européen du service universel. Elle soumet notamment les praticiens, exerçant dans une structure exécutant une mission de service public, aux tarifs réglementés. Or, une clinique privée ne peut imposer des honoraires à un médecin qui exerce à titre libéral. Et que penser des praticiens hospitaliers qui exercent une activité libérale au sein de l'hôpital public ? Cette loi « Bachelot » a franchi avec succès l'obstacle constitutionnel[28].

C'est alors que dès 2012, l'actuelle majorité promet de rétablir le service public hospitalier. Cet engagement est lisible dans plusieurs sources. Le 17 décembre 2012, la loi de financement de la sécurité sociale pour 2013 prévoit « la perspective d'une redéfinition du service public hospitalier »[29]. En mars 2013, un rapport fait la promotion d'un « pacte de confiance pour l'hôpital » et préconise la reconstruction du service public hospitalier. L'appel, visant à réparer la rupture du lien entre l'hôpital public et le service public hospitalier, semble entendu. Un an plus tard, en mars 2014, un autre rapport plaide pour un « service territorial de santé » et pour un « service public hospitalier ». Le service territorial de santé est abandonné alors que le service public hospitalier est maintenu à l'article L.6112-1 du code de la santé publique. Le dispositif de la loi « Touraine » est, lui aussi, validé par le conseil constitutionnel[30].

Avec la nouvelle loi « Touraine », l'activité de soins relève à nouveau du service public hospitalier. Mais, une analyse fine des contours et des conséquences laisse penser que cette loi s'apparente à une évolution dans la continuité. La renaissance n'est que symbolique. Sa conception du service public hospitalier demeure essentiellement matérielle. La mise en avant des principes émanant des « lois » Rolland de 1930 permet de justifier la nouvelle posture du service public hospitalier. Or, à l'origine, ces valeurs représentaient des prérogatives pour l'administration et non pas des obligations. La loi « Touraine » n'atténue pas l'autorité du directeur général de l'agence régionale de santé dans la distribution des missions de service public. Elle redonne naissance à la formule de l'association[31]. En somme, le contenu des obligations est renforcé en s'inscrivant dans la lignée de la loi « HPST » et en prenant en considération la primauté du droit de l'union européenne. Une mutation du service public est accomplie : il s'appréhende par des obligations et non plus par son but.

Sur le sol français, occulter la pesanteur du droit européen reviendrait à biaiser le raisonnement poursuivi. Ce droit européen fissure les monopoles publics à caractère économique et permet la concurrence. Et, il faut bien comprendre que l'activité hospitalière française propose un service et, en échange, elle perçoit une rémunération de façon directe ou indirecte auprès des patients. Dès lors, au vu du droit européen, l'activité de soin est assurément une activité économique[32]. Le service public hospitalier appartient à la catégorie des « services d'intérêt économique général ». Or selon l'article 106 du traité sur le fonctionnement de l'union européenne, le principe est la concurrence ; ces « services d'intérêt économique général », eux, deviennent l'exception. Toutefois, il ne peut être fait échec à l'accomplissement en droit et en fait de la mission spécifique confiée à ces « services d'intérêt économique général ». Ces derniers sont définis comme des « activités de service (…) considérées d'intérêt général par les autorités publiques et soumises pour cette raison à des obligations de service public. » Et celles-ci peuvent correspondre à des prestations à travers ladite notion de « service universel », ci-dessus évoquée. Un État peut même, s'il le juge utile, outrepasser ce service universel en consacrant des obligations de service public. Par ailleurs, il y a lieu d'apporter une autre nuance. Les services de santé bénéficient d'un statut particulier et sont exclus du champ d'application de la directive de 2006[33]. Précisons aussi que certains services de santé sont plutôt des services d'intérêt général non économique. La conséquence est que les conditions de financement de « ces services d'intérêt économique général » obéissent à des règles strictes établies par le droit de l'union européenne. Seules sont admises des compensations financières auxdites obligations de service public ou aux charges de service public. Ces subventions publiques ne doivent pas trop tordre le cou au marché. Cette restriction implique automatiquement une définition claire et précise de ces obligations de service public. Pour éviter d'être qualifiées d'« aide d'État », la jurisprudence européenne, dite « Altmark »[34], impose quatre conditions : le bénéficiaire doit être en charge de l'exécution des obligations du service public effectives et clairement définies ; un calcul de la compensation basé sur des critères préalables, objectifs et transparents ; cette compensation ne dépasse pas ce qui est nécessaire à la couverture des surcoûts engendrés ; et enfin, quand le choix de la structure en charge de ce service n'émane pas d'une procédure d'appel d'offres, le niveau de la compensation doit être déterminé par comparaison aux coûts qu'aurait à supporter une entreprise moyenne, bien gérée et équipée de façon adéquate. Ce dispositif ne concerne cependant que des services en réseau tels que l'énergie, les télécommunications et le transport. Concernant les autres domaines marchands, et en l'absence de ces conditions requises par la jurisprudence « Altmark »[34], les compensations financières n'échappent pas à la qualification d'« aide d'État » et suivent dans ce cas une réglementation de la commission européenne[35]. D'ailleurs, cette clarté et cette précision des obligations de service public permettent à l'État d'imposer des limitations à la concurrence[36]. C'est par cette veine que le « service public à la française » est dorénavant alimenté. L'hôpital public ne peut donc s'octroyer le monopole du service public hospitalier et le caractère économique de l'activité de soin appelle des contraintes financières. Un aménagement est toutefois accordé à l'hôpital contrairement aux autres entreprises. En effet, les compensations versées à l'hôpital fournissant des soins médicaux, notamment, s'il y a lieu, des services d'urgence, sont exonérées de la notification obligatoire auprès de la commission européenne lorsque le seuil annuel de 15 millions d'euros est atteint.

Ces explications permettent de mieux comprendre le paysage sanitaire français tel qu'il se façonne depuis de nombreuses années. Ce n'est point un hasard si le conseil d'état s'aventure, en 1994, en soutenant que « l'Europe n'instruit pas le procès du ou des service(s) public(s) ; elle fait pire ; elle ignore largement la notion de service public et l'existence de services publics. » Et l'expression « service public » ne se localise dans le traité de Rome que dans la partie relative à la politique commune des transports.

Toutefois, avec la loi « Touraine », les modalités de participation au service public hospitalier deviennent plus contraignantes et les sanctions sont plus précises. La contrepartie aux obligations du service public hospitalier réside justement dans la compensation financière qui ne fait que suivre la logique européenne du service d'intérêt économique général.

En cas de manquement aux obligations du service public, une procédure est prévue à l'article L.6112-4 du code de la santé publique. Celle-ci est contradictoire. Elle est menée par le directeur général de l'agence régionale de santé. La sanction peut être une pénalité financière ou une résiliation de l'habilitation. Cette dernière ne concerne que les établissements privés de santé.

Mais, la loi « Touraine » laisse quelques questions en suspens. Elle ne va pas jusqu'au bout de la logique européenne dans le sens où les modalités de la compensation des obligations du service public demeurent incertaines ; alors même que ces obligations sont claires. Nul ne peut nier que le calcul des compensations financières a un lien avec les modalités de financement des missions du service public. Or, ces dernières sont floues. Il n'est donc pas possible de déterminer, avec précision, le montant des charges induites par ces missions. Dans ces conditions, comment vérifier l'existence d'une surcompensation ? Il est vrai aussi que les règles de financement des missions de service public sont imprégnées d'une particulière complexité. Le manque de cohérence entre la rédaction du code de la sécurité sociale et celle du code de la santé publique est patent. Et, la loi « Touraine » ne résout pas cette autre difficulté.

Quelles sont aussi les conséquences inhérentes à l'accessibilité tarifaire ? L'article 106 de la loi « Touraine » dispose : « Dans un délai de six mois à compter de la promulgation de la présente loi, le gouvernement remet au parlement un rapport sur les conditions de mise en œuvre d'une mission d'intérêt général pour les établissements publics, les établissements de santé privés d'intérêt collectif et les établissements de santé privés organisés pour fonctionner sans aucun dépassement d'honoraires en leur sein. » Cela risque de ne pas plaire aux praticiens libéraux. Mais, les praticiens hospitaliers, eux-mêmes, pourront-ils continuer à jouir de la possibilité d'exercice d'une activité libérale au sein de l'hôpital public ? Une telle possibilité est consacrée par les dispositions des articles L.6154-1 et suivants du code de la santé publique. Il y a comme un conflit des normes. L'article L.6112-2 du code de la santé publique ne laisse aucune ambiguïté : « Les établissements de santé assurant le service public hospitalier et les professionnels de santé qui exercent en leur sein garantissent à toute personne qui recourt à leurs services (…) l'absence de facturation de dépassement des tarifs fixés par l'autorité administrative et des tarifs des honoraires prévus au 1° du I de l'article L.162-14-1 du code de la sécurité sociale. » Force est de constater qu'aucune dérogation n'est prévue. Le directeur général de l'agence régionale de santé pourrait s'appuyer sur l'interprétation livrée en janvier 2016 par le conseil constitutionnel[30] pour mettre en œuvre la sanction financière prévue en cas de non-respect de l'accessibilité tarifaire. Cela signifierait la fermeture des enclaves privées basées au sein de l'hôpital public. Un cadre dans lequel, le praticien hospitalier engage d'ailleurs sa responsabilité personnelle auprès du juge judiciaire[37].

La loi « Touraine » continue de considérer les établissements publics de santé comme « des personnes morales de droit public dotées de l'autonomie administrative et financière » dont « l'objet principal n'est ni industriel ni commercial. »[38] C'est un écho à la loi de 1991[21].

Mais désormais, comme révélé précédemment, la loi « Touraine » oblige les établissements publics de santé français à se regrouper au sein des groupements hospitaliers de territoire (GHT) au moyen d'une convention constitutive. Dans chaque territoire, les établissements s'agrègent à un « établissement support », souvent un centre hospitalier universitaire, la reine des abeilles. Ces groupements rappellent étrangement ceux des cliniques privées. Deux blocs compacts seront ainsi individualisés pour former une hypothétique mêlée. Ce dispositif prétend pouvoir atteindre les objectifs de modernisation de l'offre de soins. La finalité consiste à placer le patient, usager, client et contribuable, au milieu des préoccupations de santé. C'est une logique fondée sur le parcours de soins. Ces GHT se substituent aux communautés hospitalières de territoire.

Ce GHT met en évidence deux piliers : la stratégie et le caractère coercitif du dispositif. Le bâton vient maintenant remplacer la carotte. Mais, toutes les carottes ne paraissent pas encore complètement cuites puisqu'une incitation financière subordonne l'attribution des « dotations régionales de financement des missions d'intérêt général et d'aide à la contractualisation » à la conclusion par l'établissement public de santé de cette convention de GHT[39]. Le GHT serait tout à la fois un instrument de coopération et un outil de planification. Il semble éloigné d'une logique, en tout cas immédiate, de restructuration. Ce qui n'exclut pas une possible fusion à terme. Il cherche à résoudre la crise hospitalière et notamment celle de sa démographie médicale.

Seuls les établissements capables de démontrer une spécificité particulière dans le paysage sanitaire territorial pourraient fuir cette partition et bénéficier ainsi d'une dérogation accordée par le directeur général de l'agence régionale de santé[40]. Une telle spécificité requise s'est lentement gommée par les précédentes réformes. Autant dire que sur l'ensemble du territoire français, les célibataires ne représenteraient désormais plus qu'une petite poignée d'établissements.

Le GHT n'est pas doté de la personnalité morale. Mais, en pratique, de nouvelles strates viennent s'ajouter aux mille et une feuilles administratives hospitalières déjà existantes. Ces niveaux supplémentaires créent autant d'interfaces et de conflits d'intérêts difficilement gérables. À lui seul, le GHT comporte une liste d'organes fixés par décret[1] : un comité stratégique ; une commission médicale ou un collège médical ; un comité ou une commission des usagers ; une commission des soins infirmiers, de rééducation et médicotechniques ; un comité territorial des élus et une conférence territoriale de dialogue social. Il est même prévu une mise en place d'équipes médicales communes et des pôles inter-établissements d'activité clinique ou médicotechnique. Manifestement, l'expérience vécue lors de la mise en place des pôles intra-établissements ne semble pas avoir servi de leçon. Certains profiteront de l'occasion pour réclamer, à ne pas en douter, une valorisation de l'exercice territorial ; en clair, des sous en plus.

Cet établissement « support » doit gérer un minimum de fonctions pour le compte des autres établissements membres du GHT[41]. La tâche s'annonce ardue. Chacun de ces établissements membres, y compris l'établissement support lui-même, conserve son autonomie et sa personnalité morale. Par déduction, cela ressemble à un transfert obligatoire d'activités vers cet établissement support ; auquel peut s'ajouter le déplacement facultatif d'autres fonctions. Cet établissement support a un vrai statut contrairement au siège des communautés hospitalières de territoire. Son directeur deviendrait le grand patron des patrons[42 ; 43 ; 44 ; 45 ; 46]. Un tel schéma ne peut éviter une évolution du métier du directeur.

À l'autre extrémité des grands centres hospitaliers notamment universitaires se trouvent de petits établissements ; petits par la taille et souvent grands par les Hommes qui les composent. Souvent, ils prennent en charge des personnes âgées et des soins de suite et de réadaptation. Ils risquent de constituer une goutte invisible condamnée à subir l'écoulement du long fleuve de ce gigantesque attroupement.

Cette nouvelle organisation peut induire une déstabilisation de la gouvernance hospitalière intra-établissement et inter-établissements. Par ailleurs, elle semble renforcer la position du président de la commission médicale d'établissement[47; 48]. Une charte de gouvernance doit être conclue entre ce dernier et le directeur de l'établissement[49].

Depuis près d'un demi-siècle, l'hôpital public se cherche. L'échec est relevé notamment par la cour des comptes en septembre 2011 : « une accumulation d'outils », une « effectivité inégale », un « impact contrasté sur l'offre de soins », « des outils détournés de leur vocation »…

La structure ne suffit pas à créer la fonction. Le concept ressemble à une structure liée à la notion de pilotage médico-économique. C'est une réforme organisationnelle qui vient en appui de la mise en place d'une nouvelle gouvernance hospitalière. Le GHT serait un lieu de fédération des volontés et des compétences, une organisation administrative de mutualisation des ressources non exclusivement médicales. Mais, une organisation trouve sa raison d'être dans l'accomplissement d'une tâche spécifique au sein de son environnement. L'histoire a montré qu'un réarrangement cosmétique de l'organisation ne suffit pas à changer une mentalité. Ce repositionnement ne supprime pas les rivalités. La définition du contenu doit tenir compte de deux grandes dimensions consubstantielles : structure-organisation et finalité-objectifs. Elle doit inclure la notion de l'amélioration des pratiques et du service médical rendu. Le GHT devrait pouvoir être un réel échelon de décision opérationnelle, doté de compétences et de moyens effectifs. Le but étant de réduire l'incertitude. Il ne doit pas se surajouter aux structures existantes. Il doit traduire une organisation pertinente et gérable de l'hôpital public.

La taille optimale d'un GHT interroge. Sur quels critères le découpage territorial est effectué ? Comment établir un périmètre ou une frontière entre les établissements ? Le regroupement est-il de type géographique ou fonctionnel notamment ? Parfois, un établissement peut prendre en charge des patients provenant de plusieurs départements et collabore avec plusieurs établissements « support ». Il est dès lors inquiétant de le voir figé sur une seule planche comme un clou.

L'augmentation du nombre d'établissements membres accentue l'hétérogénéité du GHT et conduit à une perte de cohérence. Là encore, deux phénomènes interdépendants doivent être pris en considération : la différenciation et l'intégration. La segmentation en domaines spécialisés, notamment du métier du directeur adjoint, ne doit pas ignorer les efforts que doivent accomplir les diverses unités différenciées pour se conjuguer dans une même direction. Le choix de la taille conditionne la performance. Ce GHT peut laisser sans voix si l'on rappelle que l'unité de base de fonctionnement des soins est généralement comprise entre 25 et 30 lits. L'ensemble risque donc de perdre du sens. En tout cas, la structure matricielle ne semble toujours pas à l'ordre du jour.

Cette structure matricielle est l'un des plus récents modèles applicables au sein des organisations.

Pour illustrer son mécanisme, prenons un exemple concret :

Trois hôpitaux (A, B et C) d'un premier GHT (GHT1) souhaitent se partager, à temps plein, les services de 17 radiologues. Les volumes de leurs activités respectives conduisent à la répartition suivante : l'hôpital A se voit attribuer la moitié (1/2) des radiologues, l'hôpital B bénéficie du tiers (1/3), et le neuvième (1/9) est octroyé à l'hôpital C. Mais, comment diviser 17 par 2, par 3, et par 9 ? En effet, il n'est pas possible de couper un radiologue ni par 2, ni par 3, ni par 9. Ce GHT n'arrive pas à résoudre cette équation. C'est alors qu'un quatrième hôpital (D), appartenant à un deuxième GHT (GHT2), intervient. Ce dernier propose son aide en mettant un de ses radiologues à la disposition du premier GHT. Le nombre total de radiologues passe alors de 17 à 18. L'équation se résout donc facilement ainsi : 9 radiologues (18/2) sont affectés à l'hôpital A ; 6 (18/3) à l'hôpital B ; et 2 (18/9) à l'hôpital C du premier GHT. Or, la vérification *a posteriori* du calcul de cette répartition montre que seulement 17 radiologues sont finalement affectés (9+6+2). En somme, le radiologue provenant du deuxième GHT n'a servi qu'à débloquer l'apparente difficulté de l'équation. Il n'a jamais été effectivement mis à la disposition du premier GHT. Il est resté dans son hôpital (D) d'origine.

Avec la loi « Touraine », le regard est à nouveau porté sur l'organisation alors que le hiatus provient, avant tout, des Hommes et de leur échec face à l'épreuve pratique de la mise en œuvre des décisions prises par les pouvoirs publics. Souvent, les projets hospitaliers sont simples techniquement mais se trouvent paralysés par une singulière complexité humaine.

Je rêve en lisant ce que la loi « Touraine » demande. Je pense notamment à cette idéale « stratégie de prise en charge commune et graduée du patient, dans le but d'assurer une égalité d'accès à des soins sécurisés et de qualité »[40]. Il faudrait d'abord s'entendre sur la définition des mots tels que ceux de la qualité et de la compétence.

Par ailleurs, il est, pour le moins surprenant, de lire, ici et là, que les GHT bénéficient d'un accueil favorable de la majorité des acteurs. Personnellement, mon avis n'a pas été sollicité.

Enfin, j'ai toujours pensé que la présidence d'un conseil de surveillance, anciennement conseil d'administration, d'un hôpital public pouvait être utilement confiée à un magistrat de la chambre régionale des comptes. Ce dernier aurait pu davantage présider ce groupement hospitalier de territoire. Mais, la loi « Touraine » ne le prévoit pas.

1. Décret n°2016-524 du 27 avril 2016 relatif aux groupements hospitaliers de territoire
2. Loi n°2016-41 du 26 janvier 2016 de modernisation de notre système de santé, dite loi « Touraine »
3. Article L.6112-1 du code de la santé publique
4. Article L.6311-1 du code de la santé publique
5. Articles L.3221-3 et L.3221-4 du code de la santé publique
6. Article L.6111-1 du code de la santé publique
7. Loi n°70-1318 du 31 décembre 1970 portant réforme hospitalière, dite loi « Boulin »
8. Loi n°2009-879 du 21 juillet 2009 portant réforme de l'hôpital et relative aux patients, à la santé et aux territoires, dite loi « HPST » ou loi « Bachelot »
9. CE, Astruc et société du théâtre des Champs-Élysées c. ville de Paris
10. CE, sect., 8 nov. 1935, dame Philiponneau
11. Cass. civ., 15 janv. 1957, JCP 1957. 9827
12. T. confl., 25 mars 1957, Chilloux et Issad Slimane

13. Cass. civ., 7 juill. 1960, Gaz. Pal. 1960. II. 180

14. CE, 27 juill. 1923, Gheuzi ; CE, 21 janv. 1944, Léoni

15. CE, sect., 12 juin 1959, Synd. des exploitants de cinématographes de l'Oranie

16. CE, ass., 11 mai 1959, Dauphin

17. CE, sect., 22 nov. 1974, Fédération des industries françaises d'articles de sport

18. CE, 22 nov. 1946, Cne de Saint-Priest-La-Plaine

19. CE, sect., 27 oct. 1999

20. Loi n°83-25 du 19 janvier 1983 portant diverses mesures relatives à la sécurité sociale (mesures destinées à combler le déficit de la sécurité sociale)

21. Loi n°91-748 du 31 juillet 1991 portant réforme hospitalière

22. Ordonnance n°96-344 portant mesures relatives à l'organisation de la sécurité sociale ; ordonnance n°96-345 relative à la maîtrise médicalisée des dépenses de soins ; ordonnance n°96-346 portant réforme de

l'hospitalisation publique et privée (Ordonnances « Juppé »)

23. Loi n°94-43 du 18 janvier 1994 relative à la santé publique et à la protection sociale ; loi n°98-657 du 29 juillet 1998 d'orientation relative à la lutte contre les exclusions ; loi n°2002-73 du 17 janvier 2002 de modernisation sociale

24. Loi n°2002-303 du 4 mars 2002 relative aux droits des malades et à la qualité du système de santé

25. A. Laude, B. Mathieu, D. Tabuteau, Droit de la santé, PUF, Thémis, 3e éd. 2012, p.11

26. Ordonnance n°2003-850 du 4 septembre 2003 portant simplification de l'organisation et du fonctionnement du système de santé ainsi que des procédures de création d'établissements ou de services sociaux ou médico-sociaux soumis à autorisation

27. Décret n°2012-561 du 24 avril 2012 relatif aux missions de service public définies aux articles L.6112-1 et suivants du code de la santé publique

28. Cons. const. décision n°2009-584 DC du 16 juillet 2009
29. Loi n°2012-1404 du 17 décembre 2012 de financement de la sécurité sociale pour 2013
30. Cons. const. décision n°2015-727 DC du 21 janvier 2016
31. Article L.6112-5 du code de la santé publique
32. CJCE, 12 juill. 2001, aff. C-157-99, Smith et Peerbooms [CJCE : cour de justice de la communauté européenne, actuellement CJUE (cour de justice de l'union européenne)]
33. Directive 2006/123/CE du 12 décembre 2006 relative aux services dans le marché intérieur
34. CJCE, 24 juill. 2003, aff. C-280/00, Altmark Trans GmbH
35. Textes dits « paquets » Monti et Almunia de 2005 et 2011
36. CJCE, 19 mai 1993, Paul Corbeau, Rec. CJCE I-2563, pour le service postal

37. CE, 10 oct. 1973, D^{elle} Saint-Louvent et CPAM du Calvados
38. Article L.6141-1 du code de la santé publique
39. Article L.6132-5 du code de la santé publique
40. Article L.6132-1 du code de la santé publique
41. Article L.6132-3 du code de la santé publique
42. Article L.6143-7 du code de la santé publique
43. Article R.6132-10 du code de la santé publique
44. Article R.6132-11 du code de la santé publique
45. Article R.6132-12 du code de la santé publique
46. Article R.6132-14 du code de la santé publique
47. Article L.6146-1 du code de la santé publique

48. Article R.6146-4 du code de la santé publique
49. Article L.6143-7-3 du code de la santé publique

© 2016, Amine UMLIL
Éditeur :
BoD – Books on Demand,
12/14 rond-point des Champs Élysées
75008 Paris, France
Impression :
BoD – Books on Demand, Norderstedt, Allemagne

ISBN : 9782322115143
Dépôt légal : octobre 2016